Shifo manbai - dorivor o'simliklar

Doniyorova Zulayho Uchqunjon qizi

Shifo manbai - dorivor o'simliklar

By: Doniyorova Zulayho Uchqunjon qizi

Edition: November '2025

Publisher:

Taemeer Publications LLC (Michigan, USA / Hyderabad, India)

ISBN 978-93-6908-419-7

9 789369 084197

Book	:	**Shifo manbai - dorivor o'simliklar**
Editor	:	Doniyorova Zulayho Uchqunjon qizi
Publisher	:	Taemeer Publications
Year	:	'2025
Pages	:	80
Title Design	:	*Taemeer Web Design*

Muallif haqida

Men Doniyorova Zulayho Uchqunjon qizi 2005 – yil 12 -yanvarda Shahrisabz tumani Qashqadaryo viloyati Zachkana qishlog'ida tavallud topganman. Hozirda Alfraganus Universitetida Tibbiyot Fakulteti Farmasevtika yo'nalishi 2 – kurs talabasiman. Universitetimizda stipendiyalar, grandlarlar ajratilgan, bu imkoniyatlardan foydalanish maqsadida men ham harakat qilyapman.

Hozirda Italiya, Indiya, Rossiya, Hindiston, Pokiston davlarida ilmiy maqolalarim nashr ettirilgan. 25.02.2025 Chicago davlatida publistik maqolam ham nashr ettirildi. Googleda ham ilmiy maqolalarim, xalqaro maqolalarim indexlangan. Albatta grant yutib olish oson emas, aytishadiku har bir qiyinchilik, mashaqqat ortida , bir mukofot bo'ladi deb. 7.04.2025 yil "Tabobat olamiga sarguzasht “nomli kitob yozishga qaror qildim, bu esa mening ilk kitobim hisoblanadi.Bu kitobim asosan o’t o’simlikliklar haqida ya’ni ularning organizmga ta’siri,tarkibi, qo’llanilishi, tayyorlash usullari haqida. O’ylaymanki, sizlarga albatta bu kitob yoqadi. Bu kitobning asosiy maqsadi insonlarning sog’lig’i uchun foydali bo’lgan tabiiy mahsulotlarni iste’mol qilishi lozimligi.

Lavanda o'simligining foydali xususiyatlari va xalq tabobatda qo'llanilishi

Lavanda (lotincha:Lavandula)- labguldoshlar oilasiga mansub buta yoki doim yashil chala butalar turkumga kiruvchi , efir moyli o'simlik hisoblanadi. O'rta Dengiz sohillarida 25 dan ortiq turi uchraydi. Asosan, Fransiya, Italiya, Ispaniya, Vengriya, Moldova , Qrim , Rossiyaning Krasnodar o'lkasida ensiz bargli lavanda (lavanda angustifolia) turi yetishtiriladi . Lavandaning yangi to'pgulida 1,2 – 2,3 % efir moyi mavjud. Lavanda o'simligi yorug'sevar , qurg'oqchilikka chidamli bo'lib 30 ^{0} sovuqqa chidaydi .Agarda siz lavanda o'simligini uyizda ko'paytirmoqchi bo'lsangiz lavandaning qalamchasidan ko'paytirsangiz bo'ladi. Ildizi 40 -50 ta uzun ipsimon ildizchalardan iborat . Sershox, bir tupida 400 – 800 ta poya hosil qiladi . Mevasi qo'shaloq , 4 ta yong'oqchadan iborat , rangi – sariq , jiggarrang. Ekilgan ko'chatlardan

2 – yildan boshlab 20 – 25 yilgacha hosil olinadi . Har 6 -7 yilda lavandazorlar yoshartiriladi . O'simlikka gullari achchiq ta'm beradi .

Xalq tabobati va tibbiyotda lavanda o'simligi gulidan tayyorlangan dori vositalari tinchlantiruvchi ta'sirga ega , u bosh og'rig'i uchun , bakteriyalarning ko'payishini oldini olishda, fiksatsiya qiluvchi , antikonvulsant ta'siri sifatida , meteorizmga qarshi ta'sir qilisha va diuretik sifatida onkologik kasalliklarni davolashda samarali qo'llash mumkinligi haqida ma'lumot mavjud . Xususan , dorivor va parfyumeriya – kosmetik preparatlar , alkogolli ichimliklar , keramika va bo'yoq sanaoatida qo'llaniladi.

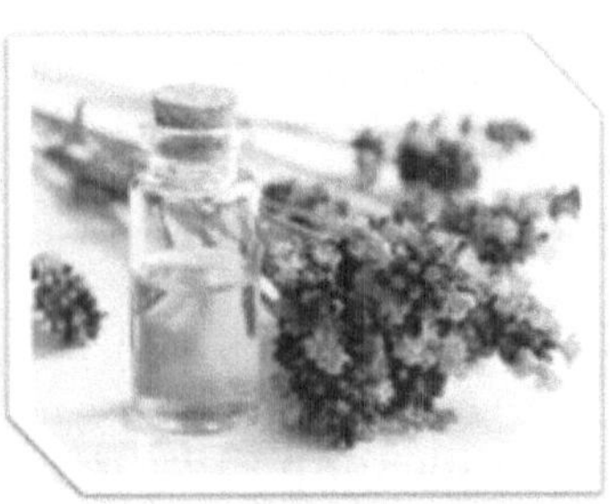

Lavanda yog'ining foydali ta'raflari

Lavanda yog'i antimikrobiyal va antibakterial xususiyati tufayli psoriaz (toshbaqa) kasalligi , husunbuzar (akne) va allergiya kabi ko'plab teri muamolarini davolash uchun ishlatiladi . Bundan tashqari , akne muammolarini davolashda shifobaxsh ta'siri borligi ma'lum. Akne paydo bo'lgan joyga bir tomchi lavanda yog'ini surtishingiz mumkin yoki lavanda yog'i va hindiston yong'og'i yog'ini birgalikda ishlatib , akne oldini olishingiz mumkin . Hasharotlar chaqishi oldini olish va tinchlantirishga, stress va tashvish muammolli holatlarda yordam beradi . Lavanda yog'i o'ziga xos hidi bilan chivin va hasharotlarni uzoqlantirish uchun ishlatilib kelinmoqda . U bosh og'rig'i , asabiy taranglik va mingren uchun ham qo'llaniladi . Tetiklantiruvchi xushbo'yligi tufayli u aqliy faollikni oshiradi va asabiy charchoq, bezovtalik holatlariga samarali vosita hisoblanadi . Hazmsizlik , gaz muammosi , oshqozon og'rig'i , ich qotishi va qusish kabi sog'liq muammolarini davolashda lavanda yog'idan foydalanish ichak sog'lig'ini tartibga solishda samarali yog' , shuni ham aytib o'tishim lozimki, lavanda yog'i allergiyaga moyil bo'lgan odamlarda allergik reaksiyaga sabab bo'lishi mumkin . Tavsiya etilgan lavanda yog'ini teringizning kichik joyida qo'llash orqali foydalanishingiz mumkin . Odatda , homilador ayollar va emizikli ayollarga lavanda yog'idan voz kechish tavsiya etiladi .

Lavanda qora choyi – bu qora choyning qalin va mustahkam ta'mini lavandaning nozik gulli mohiyatini birlashtirgan aromatik aralashma . Bu noyob kombinatsiya nafaqat o'ziga xos ta'mni , balki sog'liq uchun ham foydalidir . Lavanda qora choyi ikkita asosiy ingredientning uyg'un birikmasidir: qora choy barglari va lavanda kurtaklari . Qora choy dunyodagi eng ko'p iste'mol qilinadigan choylardan biri bo'lib , o'zining chuqur , boy ta'mi va o'rtacha , yuqori kofein miqdori bilan mashhurdir ,odatda yashil yoki oq choy kabi boshqa choylarga qaraganda ko'proq oksidlanadi , bu unga o'ziga xos quruq rang va mustahkam ta'm beradi . Lavanda qora choyi – immunitetni , kayfiyatni oshirish va aqliy ravshanlik , ovqat hazm qilish, kuchli uyqu sifati , stress xolatlarida qo'llaniladigan sifatli vosita .

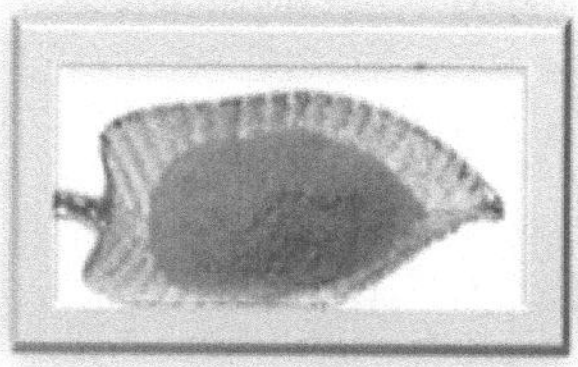

Lavanda ekstrakti – lavanda o'simligining gullaridan olinadigan tabiiy ekstrakti bo'lib , u ko'plab sohalarda xususan , farmasevtika, kosmetika , aromaterapiya va oziq – ovqat sanoatida qo'llaniladi . Lavanda ekstrakti asosan quyidagi moddalarni o'z ichiga oladi : Linalool, linalil asetat, kafur, 1,8 – sineol, borneol , taninlar .

Tibbiyotda qo'llanilishi :

- Tinchlantiruvchi vosita : Stress, asabiylik , uyqusizlikka qarshi.
- Antiseptik va yallig'lanishga qarshi ta'sir : Yaralarni davolashda va teri muammolarida foydali
- Og'riq qoldiruvchi : Bosh og'rig'i va mushak og'riqlarini kamaytiradi .
- Antibakterial va antifungal : Teri infektsiyalarida foydali

Kosmetikada qo'llanilishi :

- Parfyumeriya mahsulotlarida tabiiy xushbo'y vosita sifatida ishlatiladi .
- Teri va soch parvarishi mahsulotlarida antiseptik va yallig'lanishga qarshi component sifatida qo'shiladi .

Aromaterapiyada :

Lavanda ekstrakti dam olish va stressni kamaytirish uchun diffuzerlarda ishlatiladi .

Bu holatda ekstrakt ko'pincha efir moyi sifatida qo'llaniladi .

Nojo'ya ta'siri :

- Allergik reaksiyalar bo'lishi mumkin (terining qizarishi , qichishishi)
- Juda ko'p miqdorda qo'llanilsa , uyquchanlik va bosh aylanishi keltirib chiqarishi mumkin .

Isiriqning foydali xususiyatlari

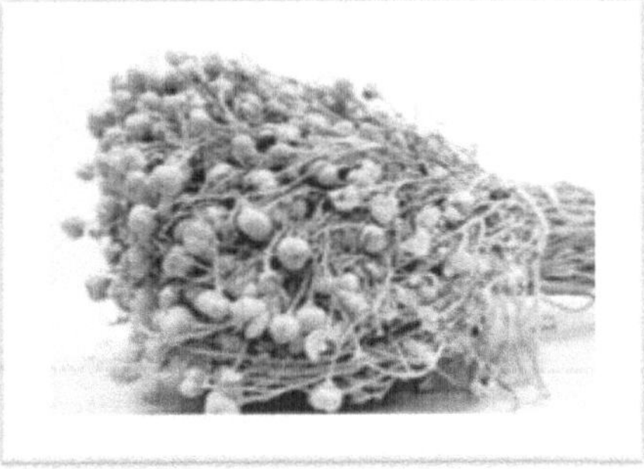

Isiriq (lotincha :peganum) – tarkibida alkaloidlar bo’lgan , xalq tabobatida shifobaxsh vosita sifatida turli yo’llar bilan foydalanib kelinmoqda . Avval o’simlikning biologik tuzilishi bilan tanishib olsak, isiriqdoshlar oilasiga mansub ko’p yillik yovvoyi o’t o’simlik . Bo’yi 60-70 sm . Poyasi bir nechta , sershox. Barglari kulrang yoki yashil , gullari sarg’ish – oq . Mevasi dumaloq ko’sakcha.u erta bahorda o’sa boshlaydi . Isiriq o’simligi “ tabiat gavharlaridan “ biri hisoblanadi . 6 ta turi mavjud. O’zbekistonda 1 turi (Peganum harmala) o’sadi . Cho’l va yarim cho’llarda, aholi yashaydigan yerlarda , ekinlar orasida va tog’ yon bag’irlarida uchraydi .

Tarkibida alkaloidlar (garmin , garmalin , peganin) yog', bo'yoq kabi moddlar mavjud . Urug'idan jun gazlama va shoyilar uchun bo'yoq olinadi . Abu Ali ibn Sino isiriqni kuymich asablari shamollaganda , tizza va suyaklar qaqshab og'riganda , og'riq qoldiruvchi sifatida ishlatishni tavsiya etgan , hamda " Tib qonunlari " asarida isiriqdan homiladorlar va emizikli ayollar also foydalanmasliklari haqida alohida ta'kidlangan . ulkan ensiklopedist olim Abu Rayxon Beruniyning " Kitob as- saydan fit -tib " asarida keltirilgan . Isiriq va zig'ir urug'ining qaytanatmasi nafas olishni qiyinlashganda , qalampir urug'i qaynatmasi bilan birga zahm, bod kasalliklarini davolashda ishlatiladi . Unga ko'ra , yuqori dozadagi isiriq xavflidir. Chunki , u yuqori toksiklik darajasiga ega .Shuni unutmangki, Isiriq tarkibidagi moddalarning haddan tashqari yuqori dozasi o'limga olib kelishi mumkin . Shu munosobat bilan O'zbekistonda Sanpin 0338-16 bo'yicha "biologik faol qo'shimcha hisoblanganligi sababli isiriqdan foydalanish taqiqlanadi " . Uning tarkibidagi garmalin miya va markaziy asab tizimiga juda kuchli sedative ta'sir ko'rsatib , abortga olib kelishi mumkin . Peganin va garmin moddalari bachadon mushaklarini bo'shatirib , yuqori konsentratsiyada sudorgi chaqiradi . Bu har biro dam uchun individualdir, yuqori konsentratsiyada yuzaga kelishi mumkin . Ma'lumot o'rnida, Litva , Rossiya, Gruziya kabi davlatlarda isirq narkotik modda sifatida qonun bilan taqiqlangan . Albatta isiriq ming dardga davo bunga shubha yo'q . Ammo mutaxassislar undan homiladorlik va emizikli davrda foydalanmaslik yoki juda kam miqdorda foydalanishni tavsiya qilishadi .

Foydali jihatlari :

- Isiriq o'tini kuydirib , biroz hidlansa bosh og'rig'i yo'qoladi .

- Isiriq urug'i qaynatmasi nafas olish qiyinlashganda , nafas qisishida zig'ir urug'i bilan aralashtirib ichilsa yuqoridagi dardga samarali foyda ko'rsatadi .
- Isiriqning shonalash davrida olinadigan o'ti va urug'lari davolashda ancha samarali hisoblanadi .
- Isiriq tinchlantiruvchi vosita sifatida ham qo'llash mumkin . Bu xususiyati uyqusizlikda ajoyib foyda beradi .
- O'simlikning shirasi – katarakda ancha samara beradi (qaytnatmasi bilan yuz yuviladi)
- Uy – joylarni dezinfeksiya qilish maqsadida tutatib qo'yish mumkin .
- Ich dam bo'lganda isirqga, petrushka urug'ini hamda yalpiz , zanjabil kabilarni aralashtirilib ichilsa , shifo bo'ladi .
- Yurak faoliyatini yaxshilash maqsadida isiriq urug'i , sedana , kamfora, murch ,

qora zira , za'faron teng miqdorda olinib aralashtiriladi .Hamda asal yoki shakar qo'shib kuniga bir mahal ichiladi .

- Isiriqning sut shirasi tibbiy paxtaga shimilib, qichimadan qiynalgan joylarga 10 kun davomida surtilsa , qichimani tuzatadi .

Qizilmiya o'simligining foydalari, zararli hamda, dorivorlik xususiyatlari.

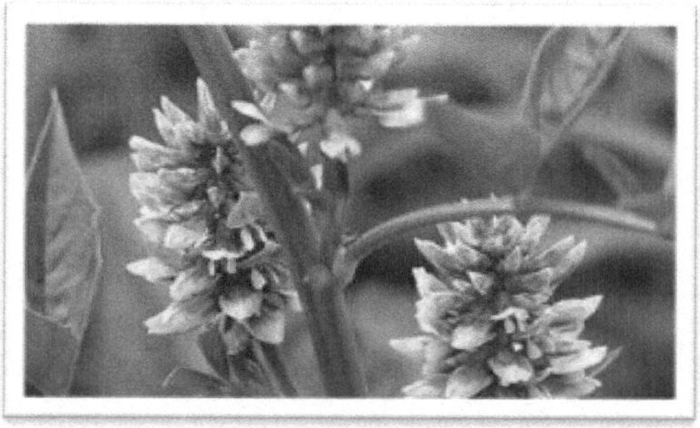

Qizilmiya dukkakdoshlarga mansub ko'p yillik ildizpoyali begona o't. Poyasi sershox, dag'al, bo'yi 40-150 sm, tik o'sadi. Barglari murakkab , toq patsimon , uzunchoq . Gullari binafsha rang , shoda to'pgulga yig'ilgan . Mevasi cho'zinchoq dukkak . Aprel – iyunda gullab mevalaydi . Bu hosil katta chakalakzorlar , daryolar va qumlar bo'ylab , cho'l zonalarida joylashgan . Urug'i va vegetativ usulda ildizpoyalaridan ko'payadi . Ildiz sistemasi kuchli rivojlanadi , 3 m chuqurlikkacha kirib boradi . Ildizpoyalaridan yer usti novdalari hosil bo'ladi , urug'i qattiq qobiqli , 30 -35 ^{0} haroratda ko'karadi . O'rta Osiyoning barcha rayonlarida, jumladan , Toshkent , Farg'ona , Qashqadaryo viloyatlarida tarqalgan , sug'orish kanallari bo'ylari , ariq yoqalari , bog' va uzumzorlarda o'sadi . Qizilmiyaga " Mo'jizakor o'simlik " deya ta'rif beriladi . Bu bejiz emas , albatta , Chunki undan 110 turdan ortiq dori vositalari olinishi bilan bog'liq , sanoatning 20 yo'nalishida foydalaniladi . Bundan xususiyati boshqa o'simliklarda kamdan – kam uchraydi . Qizilmiya o'simligini urug'laridan yetishtirishda muammolar ko'pligi sababli , ajratilgan endofit bakteriyalarning urug'larga ta'siri o'rganildi . Qizilmiya o'simligini chuqurroq o'rgansak , bu o'simlik keng tarqalgan . Turkum nomi Glyeyrrhiza – grekcha so'z bo'lib , " glykys " – shirin , " rhiza " ildiz degan ma'noni bildiradi . Respubliklamizda , mazkur o'simlikning silliq qizilmiya turi keng tarqalgan bo'lib, u tabiiy holda o'sadi . Qizilmiya ildizlaridan tayyorlangan quruq va quyuq ekstraktlar shamollash , sil hamda o'pka , jigar, nafas yo'llari va yurak – qon tomirlari kasallnganda , modda almashinuvini me'yoriga keltirishda, bo'g'ma onkologik , ovqatdan zaharlanish , oshqozon, me'da hamda o'n ikki barmoqli ichak yarasida , teri kuyishi , shuningdek , boshqa xastaliklarda tavsiya etiladi .

Oziq – ovqat sanoatida qizilmiya ildizidan kaloriyasiz ichimliklar , qandolatchilik va non mahsulotlari , murabbo , shinni , konserva ,ozuqa konsentratlari , saqich , tish pastasi hamda boshqalarni tayyorlashda foydaniladi . Yengil sanoatda rangli bo'yoqlar olinsa , metallurgiya sanoatida metallarni gidrolizlashda , kimyo sanoatida siyoh tayyorlashda , qog'ozlarga rang berishda qo'llaniladi . Uning chiqindisidan esa qog'ozli termoizolyatsiya plitasi , qog'oz singari mahsulotlar ishlab chiqarish mmkin . Shu bois bugungi kunda ushbu AQSH , Buyuk Britaniya , Gollandiya , Yaponiya , Germaniya , Vengriya

,Xitoy , Janubiy Koreya va boshqa ko'pgina davlatlarda talab yuqori .

Shirinmiya dorivor o'simlik sifatida juda qadim zamonlardan ma'lum . Xitoy xalq tabobatida bu o'simlik eramizda 3000 yil avval turli xil xastaliklarni davolashda qo'llanilgan . Shuningdek , shirinmiya o'simligining shifobaxsh xususiyatlari borasida hind va Tibet tabobatida ham ma'lumotlar uchraydi . O'rta asrlarning mashhur olim va tabibi buyuk bobokalonimiz Abu Ali ibn Sino ham o'zining davolash amaliyotida shirinmiya yer ostki qismlaridan juda keng miqyosida foydalangan . Jumladan , oshqozon ichak yaralarini , o'pka va nafas yo'llari kasalliklarini davolashda shuningdek, peshob haydovchi dorivor vosita sifatida ishlatiladi . Shirinmiya (glycyrrhiza glabra – L) dukkakdoshlar oilasiga mansub ko'p yillik o't o'simlik . Poyasi tik , bo'yi 50 -20 sm , shoxlangan , ba'zan shoxlanmagan , tuklar bilan qoplangan . Ildiz o'q ildiz , shoxlangan 5 – 6 m chuqurlikkacha boradi . Barglari toq patsimon , 8 – 20 sm . Gullari qiyshiq (zigomorf) ikki jinsli . Mevasi 3 – 7 urug'li dukkak . Urug'i , qattiq , mayda , silliq mosh rang . Aprelning oxiridan iyungacha gullaydi . Avgustda pishadi . Shirinmiyaning ildizi va ildiz poyasidan tayyorlangan dorilar bilan yallig'lanish , allergiya , zaharlanish , belangi , bo'g'ma , sil, ekzema va boshqalar kasalliklar davolanadi . Uning ildizi tarkibida gormonal faol glitsirrizin, saxaroza , fruktoza , glyukoza , oshlovchi moddalar , 30 ga yaqin flavonoidlar va boshqalar bor . Shuningdek , oziq – ovqat , kimyo va kon metallutgiyasi sanoatida ham ishlatiladi . Shirinmiyaning poyasi tarkibida ko'p , miqdorda oqsil , yog' , qand, vitamin C va boshqalar borligidan qimmatbaho hisoblanadi . Oxirgi 30 – yil ichida muhokama qilib kelinayotgan biologik faol moddalar guruhiga Shirinmiya ildizning asosiy va qimmatli komponenti bo'lgan Glitsirrizin kislotasi (GK) ham kiradi . Shirinmiya ildizi qadimdan xalq tabobatida katta ahamiyatga ega bo'lib , yallig'lanish , oshqozon kasalliklari , yo'tal , teri kasalliklari kabi patologik jarayonlarni davolashda ishlatilib kelingan . Bu o'simlik ikki oilaga : oldizi shirin maza beruvchilar (lakrichnik va xaqiqiy shirinmiya) va ildizi tarkibida shirin maza bo'lmagan . " Glycyrrhiza glabra " ildiz o'z tarkibida 8 % dan 22 % gaccha glitsirrizin moddasini tutishi bilan birga uning tarkibida 24% gacha kletchatka , 2 % gacha steroid va 5 % gacha yog' ham mavjud. Shirinmiya turidagi o'simliklar yer osti qismidagi ildiz va ildizchalari triterpene glikzoidlarni yig'adi . Asosiy glikzoidlardan biri glitsirrizin kislotasi hisoblanadi . Shirinmiya ildizi mahsulotlari xalq tabobatida dori vositasi sifatida foydalanib kelinmoqda . Uning ildizi tarkibida 15 dan ortiq kimyoviy moddalar (glitsirrizin kislotasi – 3.6-11.8% glyukoza , 0.6 -15.2 % saxaroza, 0.3-

11.0 % klechatka , 11.0 – 31.2 % askarbin kislota bor. Hozirgi davrda shirinmiya o'simligini kimyo-farmasevtik izlanishlarning rivojlanishi tufayli undan meditsinada foydalaniladigan yangi dorivor preparatlar tayyorlanmoqda .

Achchiq bodom yog'ining o'ziga xos xususiyatlari

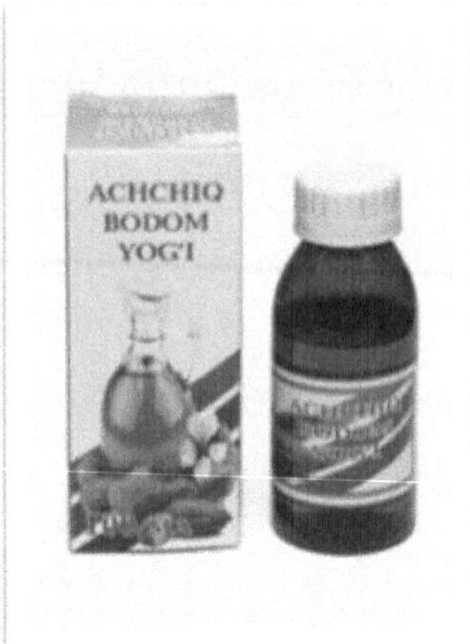

Achchiq bodom (Amygdalus bucharica) – ra'nodoshlar oilasiga mansub kichkina daraxt yoki buta. Balandligi 1,5 m ga yaqin. Barglari nashtarsimon yoki tuxumsimon , bo'yi 3-4 , eni 1.5 – 2 sm , bir yillik novdalarida bittadan , eski novdalarid g'uj – g'uj joylashgan , Gullari ikki jinsli , och binafsha rangli , bo'yi 14 – 19 , eni 8 - 11 mm . Bodomning po'sti qalin tuk bilan qoplangan , bo'yi 20 – 38 mm . Mag'zi achchiq, mart – aprel oylarida gullab , iyun – iyulda meva beradi . Samarqand , Qashqadaryo , Surxondaryo va Toshkent viloyatlarining dengiz sathidan 850 – 2500 m balandlikdagi adir va tog'larida , tosh oralarida va sershag'al tuproqlarda o'sadi . Mag'zida 50 % moy va 2.5 – 4 % gacha amygdalin glyukozidi bor , undan har xil dorilar tayyorlanadi. Mahsulot ikki – shirin va achchiq bodom navlarining aralashmasini press qilish orqali ajratib olinadi . Bodom yog'ida ko'p miqdorda linol va olein kislotalari , A, F, E, B2 vitaminlari , magniy, fosfor moddalari saqlanadi .Bodomning foydali xususiyati bodom mag'zi tarkibida salmoqli miqdorda moy, emulsin fermenti , B1 va B2 vitaminlari, qand , oqsil , ma'danli unsurlar jamlamasi mavjud . Xalq tabobati amaliyotida shirin bodom mag'zining qand (shakar) bilan aralashtirilgani darmonsizlik , nafas qisishi , ko'z tinib , bosh gangishi va quruq iztirobli yo'talga qarshi shifo sifatida ishlatiladi . Achchiq bodomning musallas bilan aralashtirilgani noxush eshakemni davolashda , toza asal bilan qo'shilgani esa toshma yaralarini quritishda yordam beradi . Bodomni sirka bilan omixta qilingani zamburug'li kasalliklarga qarshi sinalgan vosita . Tabib Mir Muhammad Husayn al – Oqiliyning " Mahzan al – Adviyya " (Davolar xazinasi ") kitobida bayon etilishiga qaraganda , chuchuk bodom ichki a'zolarni tozalaydi , miyani tinchlantiradi . Ayniqsa, novvot bilan iste'mol etilsa , natijasi juda yuqori bo'ladi . Bodom ko'zning ko'rish xususiyatini mustahkamlaydi , tomoqni yumshatadi , ko'krakka foyda beradi .

Bodom shakar bilan iste'mol qilinsa, qusishga , shilingan , tilingan, qirilgan joylarga , ichak yaralari , qovuq yaralarini tuzatishga yordam beradi , urug'ni ko'paytirib , semirtiradi .

XVI asrda yashab ijod qilgan shoir va tabib hakim Davoiy al – Giloniy qalamiga mansub " Favoiy al – inson (Insonga foydalari) asarida shirin bodom haqida shunday deydi :

Nafas yo'llarini yumshatar.

Bodomdan badan ham semirar mudom,

To'siq bo'lsa agar jigar , taloqda,

Shishni ham yo'qotar yeyilgan chog'da.

Tabiblardan Sayyid Muhammad Hasrat bodomning xosiyatlarini va turlari haqida quydagicha degan :

1. Achchiq bodomga sharob qo'shilsa, dog' va sepkillardan xalos qiluvchi surtmaga aylanishi mumkinligi , shuningdek , hayz haydashini ta'kidlaydi.
2. Bodomli murabbo ozuqali bo'lib, tanani to'lishtiradi va bo'yraklarga juda foydali . Moyi ajratib olingan shirin bodom qoldig'i teriga qo'yilsa, uning rangini tiniqlashtirib , chiroyli qiladi.
3. Shirin bodom moyi yoki mag'zini suvga obdon ezib aralashtirilsa , bodom "suti " hosil

qiladi . Bodom suti iste'mol qilinsa , beozor peshob haydovchi sifatida xizmat qiladi .

4. Qizamiq chiqqan bolalarga chuchuk bodom urug'i po'chog'ining qaynatmasi ichiriladi .
5. Achchiq bodom moyi quloq og'rig'ini davolashda ,
6. Shirin bodom mag'zi qandga qo'shilib kamqonlik , zo'raki nafas , uyqusizlik , bosh og'rig'i kabilarni davolashda ishlatiladi.

Bodomning umumiy qo'llanilishi :

1. Yuz uchun – Yuqori miqdorda E vitamini mavjudligi tufayli kosmetik bodom yog'I ajinga qarshi kremlarga ajoyib muqobil vosita hisoblanadi . U yuz terisini silliqlashtiradi , taranglik va tonusini tiklaydi , ovalni tortadi va rangini yangilaydi . Eng muhim afzalligi shundaki,

u barcha teri uchun mos keladi .Teri sezuvchan bo'lsa , tinchlantiruvchu ta'sir ko'rsatadi . U yengil teksturaga ega va shish chaqirmaydi , shu sababli hatto nozik bo'lgan qovoq terisiga qo'llanilishi ham mumkin. U kichik ajinlarni silliqlashga yordamlashadi . Bundan tashqari , bodom yog'i tezda so'riladi va suv o'tkazmaydigan pardozni ham mukammal darajada tozalaydi .

2. Qo'l uchun krem _ Yog' tarkibidagi A vitamini terini namlantirib, uni atrof muhitning salbiy ta'siri va yuvish uchun vositalarning agressiv tarkibiy qismlaridan himoya qilishga yordam beradi .
3. Kipriklar uchun _ Kipriklar kengroq yoyilishi va mayin bo'lishi uchun turli yog'lardan foydalanish lozim. Buning uchun sizga foydali bo'lgan bodom yog'i.

U kiprik tolalarini mustahkamlaydi va o'sishini yaxshilashga yordam beradi .

4. Bodom yog'i ozish uchun samarali vosita – Bir kunda bir osh qoshiq bodom moyi qabul qilish ichaklarni gazlar va shlaklarda tozlashga yordam bradi va qqorin sezilarli darajada tekislanadi .
5. Kuyishga qarshi – Namlantiruvchi, tinchlantiruvchi va qizarishlarini bartaraf etuvchi sifatida ushu moy quyoshda ortiqcha toblanish yoki ehtiyotsizlik tufayli issiq jismga tegib yuborish tufayli termik kuygan terini parvarishlash uchun ajoyib vosita sanaladi .
6. Quloq og'riganda – Kuniga 8 marta 2-3 tomchidan bodom yog'i tomiziladi .
7. Hayz oldi og'riqlarida – qorin pastiga bodom yog'i surtib, yengil uqalanadi.

Arpabodiyon o'simligining shifobaxshlik xususiyatlari va qo'llanilishi haqida

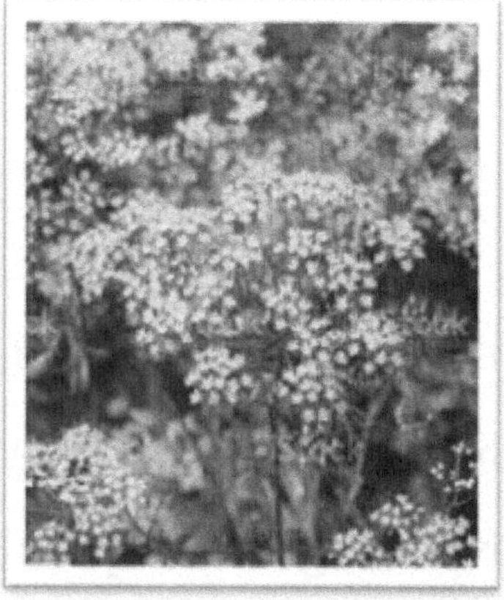

Arpabodiyon (Anisum) – ziradoshlar oilasiga mansub bir yillik o'tlar turkumi, uning 2 ta turi mavjud. O'simlikning vatani Turkiya , Voronej va Belgorod viloyatlarida , Volga bo'ylarida, Shimoliy Kavkazda , Ukrainada va O'rta Osiyoda o'stiriladi . Sobiq Ittifoq seleksionerlari arpabodiyonning yuqori hosili va efir moyiga boy yangi navlarini (Alekseevskiy) yetishtiriladi . Shu navlar xo'jalik dalalarida o'stirilmoqda .

O'zbekistonda oddiy arpabodiyon (Arpabodiyon Vulgare) ekiladi . Gullari mayda, oq, murakkab soyabonga to'plangan .Mevasi qo'shaloq pista , iyun – iyul oylarida gullaydi , mevasi avgust oyida yetiladi . Mevasi tarkibida 3,2 % ba'zan 6% gacha efir moyi va 28 % gacha boshqa moylar 10 % gacha mineral tuzlar bo'ladi . Efir moyi tarkibida 90 % gacha anetol bo'ladi . Efir moyi rangsiz yoki och sargish suyuqlik bo'lib , o'ziga xos hidi va shirinroq mazasi bor . Mevasi va efir moyidan tayyorlangan preparatlar balg'am ko'chiruvchi sifatida va oziq – ovqat sanoatida ham ishlatilib kelinmoqda .Poyaning pastki qismidagi barglari uzun bandli , yumaloq , buyraksimon , tuxumsimon yoki bo'lakli (bo'laklari rombsimon) arrasimon qirrali , poyaning yuqori qismidagilari esa qinli , 2- 5 marta patsimon qirqilgan . Poya uchidagi burglar bandsiz , uch bo'lakka qirqilgan yoki butun, chiziqsimon , yoxud tor lansetsimon bo'ladi . Barglar poyada bandi bilan yoki qini yordamida ketma – ketma joylashgan . Kosachabarglarining tishi bilinar -bilinmas , gultojisi besh bargli , otaligi 5 ta, onalik tuguni ikki xonali , pastga joylashgan . Bu o'simlik qadimdan ma'lum bo'lgan , ya'ni qadimgi Yunonistonliklar uylarida yovuz ruhlarni quvadi deb saqlash odatlarida foydalanilishgan . U uyda osoyishtalik , tinchlik va qulaylikni ta'minlashga qodir deb ishonishgan .

Arpabodiyon efir moyi , ko'krak eliksiri va nashatir arpabodiyon tomchi tarkibiga kiradi . Arpabodiyon mevasi ich yumshatuvchi va ko'krak og'rig'iga qarshi ishlatiladigan yig'imlar – choylar tarkibiga kiradi . Arpabodiyon efir moyi anizet – Pimpinella anisetum Boiss . O'simligi mevasidan ham olinadi . Anizet ikki yillik o't o'simlik sifatida o'stiriladi . Bu o'simlik mevasi tarkibidagi 8 % dan ko'proq efir moyi bo'ladi . Efir moyi tarkibida esa 77 – 87 % enetol bor.

Xalq tabobatchiligida arpabodiyon damlamasi ishtaha ochuvchi , chanqoq bosuvchi va yengil surgi dori sifatida ishlatiladi . Damlama tayyorlash uchun og'zi yopiladigan idishga 1 stakan qaynab turgan suv quyib ustiga maydalangan arpabodiyonning mevasidan 1 choy qoshiq solinadi va 1 soat damlab qo'yiladi . So'ngra dokada suziladi . Damlama ovqatdan oldin 2 osh qoshiq miqdorida ichiladi . O'rta Osiyoda ermondan ko'p foydalanishadi . Abu Ali ibn Sino ermon o'simligidan siqib shirasini olib ishtaha ochuvchi dori sifatida ishlatgan . Buning uchun 100 gramm ermo o'tini olib , 0,5 litr suvga solib bir kunga quyib qo'yiladi . Ertasiga qaynatib dokadan suziladi . Damlama suviga 400 gramm shakar qo'shib yana 15 daqiqa kichik olovda qaynatiladi . Bu damlama kuniga 3 marta 1 osh qoshiqdan iste'mol qilinadi . Xalq tabobatida kungaboqar guli va bargidan sharbat tayyorlab ishtaha ochish uchun ichiladi . Quritilgan barg va guldan teng miqdorda aralashtiriladi , so'ngra bu aralashmaning bir qismiga 5 qism nisbatan aroq qo'shib 2 hafta qo'yib qo'yiladi . So'ngra dokada suzib ishtaha ochish uchun kuniga 3 mahal 1 osh qoshiqdan ichiladi. Xalq tabobatida arpabodiyon mevasining damlamasi terlatuvchi , chanqov bosuvchi, peshob va o't haydovchi , ishtaha ochuvchi vosita sifatida hamda ayrim me'da – ichak kasalliklariga davo qilish uchun qo'llaniladi . Arpabodiyon mevasidan damlama tayyorlash uchun og'zi yopiladigan idishga bir stakan qaynab turgan suv quyib, ustiga maydalangan mevadan bir choy qoshiq solinadi va bir soat davomida damlab qo'yiladi . So'ngra damlama dokada suziladi , yuqorida ko'rsatilgan kasalliklarni davolash uchun damlamadan kuniga 3 -4 marta ovqatdan 15 daqiqa oldin yarim stakandan iste'mol qilinadi .

Arpabodiyon urug'i ekstraktlari va Infuziyalar A, C, E va B vitaminlarining boy manba, bu kollagen ishlab chiqarishni rag'batlantirishga yordam beradi , bu esa chiziqlar, ajinlar va cho'zilish belgilarining oldini olishda eng yaxshi vositadir . Arpabodiyon urug'i ekstrakti – bu yallig'lanishga qarshi va jarohatni davolash uchun ajoyib vosita va teri osti to'qimalarini kislorod bilan ta'minlashga yordam beradi va teringizni sog'lom nur bilan ta'minlaydi . Arpabodiyon terini tozalaydi va yumshatadi , elastiklik va silliqlikni oshiradi va qon aylanishini rag'batlantiradi , shuning uchun uni sellyulitga qarshi foydali.

Yangi tug'ilgan chaqaloq uchun arpabodiyonni qanday tayyorlash mumkin .

- Eritmada 3-4 urug'ini maydalab, 200 ml qanoq suv solinadi .
- Yarim soat davomida choy damlab , suziladi va bolalaga kichik choy qoshiqda beriladi .

Bu ichimlik chaqaloqning tanasiga foydali ta'sir ko'rsatadi.

1. Gaz hosil bo'lishini yo'q qiladi

2. Ichak mushaklarining spzmini olib tashlaydi .
3. Ovqat hazm bo'lishiga yordam beradi .
4. Tinchlantiradi.

Kilo yo'qotish uchun arpabodiyon urug'ini qanday tayyorlash mumkin ?

Arpabodiyon urug'lari vazn yo'qotishni va vaznini normallashtirishni istaganlar uchun ajoyib vosita hisoblanadi . Urug'lar yangi yoki quritilgan holda ishlatiladi . O'tkir ochlik hissi bilan siz bir choy qoshiq urug'ini chaynashingiz mumkin va barcha yoqimsiz hislar yo'qoladi .Ushbu usulning yana bir afzalligi – diuretik ta'sir. Barcha ortiqcha suv tanadan tez va og'riqsiz chiqariladi va bu vazn yo'qotishda juda ham samarali usul .

Momaqaymoq o'simligi haqida qiziqarli ma'lumotlar.

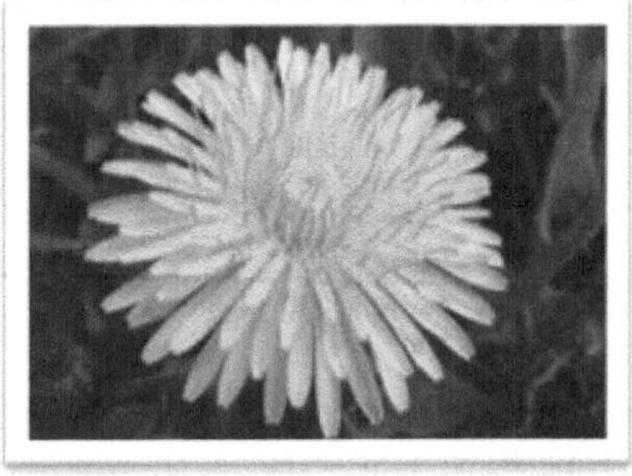

Dorivor momaqaymoq yoki dala qoqi o'ti (lotincha : taraxacum officinale) – momaqaymoq jinsining keng tarqalgan turi . Momaqaymoq uzunligi 60 sm gacha bo'lgan ko'p yillik o'simlik bo'lib , qalinligi taxminan 2 sm , yoyilgan ildizpoyaga ega , yuqori qismida kalta ko'p boshli ildizpoyaga ajralgan. Momaqaymoq barglari uzun , kesilgan yoki butun , naysimon yoki cho'zinchoq naysimon , tishli , uzunligi 10-25sm , kengligi 1,5-5 sm bo'ladi . mevasi kulrang – jigarrang tutamli urug' bo'lib , oq shoxlanmagan tuklardan tashkil topgan . Urug'lari juda nozik va shamol bo'lsa osongina tarqalib ketadi

.Momaqaymoq tarkibida taraksatsin, flavaksatsin, arnidiol, faradiol, lyutein , smola, karotinoid, saponinlar, 3 % kauchuk, 40 % inulin, achchiq moddalar , oshlovchi moddalar , BC, B1, B2, BE, B- PP, oqsil 5 % , Fe, Mn, K, Ca tuzlarini saqlaydi . Qoqio't nectar manbasi hisoblanadi. Bahorda gllash vaqtida ayniqsa, shakar, oqsil va yog'ga boy bo'lganda , asal yig'uvchi asalarilar uchun ham ozuqa manbai hisoblanadi . Asalarining ayrim oilalari 12 kilogrammdan 50 kilogrammgacha asal yig'adi . Ularning asali och sariq yoki tiniq sariq rangli bo'lib, tez kristallanish xususiyatiga ega, dorivor mahsulot sifatida bargi, o'ti ildizi ishlatiladi . Barglari,o'ti yig'ib bo'lib, tomirlarini erta bahorda va kech kuzda so'ligan paytda tayyorlanadi, quritgich shkaflarida 40 – 50 gradus haroratda quritilib olinadi . O'simlikning barcha qismlarida achchiq ta'mli qalin oq suti sharbat bor . Momaqaymoq urug'lari bahor faslining birinchi haftasida unib chiqadi. Birinchi davri unib chiqqan o'simlik ildizi va barglarini hosil qiladi . Gullash va meva berish ikkinchi davrida boshlanadi . Momaqaymoq may -iyun oylarida gullaydi , ba'zida kuzgi gullash ham kuzatiladi va may oyining oxiridan iyulgacha meva beradi .O'zbekistonning deyarli barcha viloyatlarida tarqalgan . Yo'l oyoqlari, ariq bo'ylari , bog'lar , tog'li joylar va dalalarda uchraydi . Tog' qoqi , dorivor qoqi (momaqaymoq) shoxsiz qoqi, kallakdor qoqi va boshqa turlari mavjud . Tabobatda momaqaymoqning ildizidan , bargidan , sharbatidan dorivor o'simlik sifatida foydalaniladi , ya'ni, ildizida inulin yig'iladi . Barglari sabzavot sifatida ishlatiladi . Qoqining ildizidan tayyorlangan ekstrakt yoki proshok ishtaha ochuvchi , ovqat hazm qilishni yaxshilovchi hamda o't haydovchi dori sifatida ishlatilib kelinmoqda .Momaqaymoq – g'ozalar va shimol bug'ulari, Yevropa loslari uchun yaxshi ozuqadir.

Momaqaymoq gepatit , xolesistit, xolelitiyoz, sariq kasal, gastrit, kolit, sistitni davolashda, hazm qilishni yaxshilashda , ich qotishi, meteorizm kasalliklarining oldini olishda foydalaniladi . Arterioskleroz, teri kasalliklari, vitamin C tanqisligi va anemiyani davolash uchun yangi barglaridan sharbat tavsiya etiladi , ildizlari bilan birga o'simlikdan jigar va o't pufagining turli kasalliklari , o'smalar , tomchilar, siydik tosh kasalligi va bavosir uchun ishlatiladi . Bundan tashqari, o'simlikdan vitamin yetishmasligi uchun, turli xil teri kasalliklari :toshmalar, oqmalar uchun ishlatiladi .Xalq kosmetikasida ham keng foydlanilib kelinmoqda , momaqaymoqning barglaridan iborat niqob terini oziqlantiradi, namlaydi va yoshartiradi, sepkil va dog'larni kamaytirishga yordam beradi .

Xitoy xalq tabobatida momaqaymoqning barcha qismlari antipiretik, diaforetik, tonik sifatida, shuningdek, ilon chaqishi, emizikli onalarda laktatsiyani kuchaytirish , limfa tugunlarining yallig'lanishi va boshqa teri kasalliklari uchun foydalanib kelinmoqda.

Qoqi o'ti va ildizlaridan qanday malham yoki damlama tayyorlash mumkin?

- Qoqi o't tomirini quritib, uni maydalab, 50 gramm miqdorida olinadi , ustiga esa 0,5 litr spirtning 40 % eritmasi solinadi. 21 kun qorong'u joyda saqlab, so'ngra doka yordamida suzib olinadi . kuniga 1 choy qoshiqdan ikki mahal ovqatdan 30 daqiqa oldin iste'mol qilinadi .
- Ikki osh qoshiq mahsulot o'tidan olib , 0,5 litr qaynagan suv solinadi va 20 daqiqa tindirib, dokadan suzib olinadi , 0,5 stakan

ovqatdan oldin iste'mol qilinadi . Buning foydasi buyrakdagi toshmalarni sekin - astalik bilan tushirishga yordam beradi .

- Bir choy qoshiq maydalangan o'tga 1 stakan qaynoq suv solib, 2 daqiqa qaynatiladi. So'ngra 3 daqiqa tindirib, 0,5 stakandan 3 mahal ovqatdan 30 daqiqa oldin iste'mol qilinadi. Bu damlama bavosil, qandli diabetga foydali hisoblanadi .
- May oyidagi yosh barglarini, poyasini terib, bir osh tuzli suvda ivitib qo'yiladi ya'ni tarkibidagi achchiq chiqib ketishi uchun , so'ngra toza suvda yuvib, quritib, blenderda maydalanib, siqib sokini olinadi. Etil spirtining 40 % eritmasi bilan 1:1 nisbatda aralashtirib, salqin joyga qo'yiladi va 3kundan so'ng filtrlab, 1 choy qoshiqdan 2 mahal ovqatdan 30 daqiqa oldin iste'mol qilinadi.

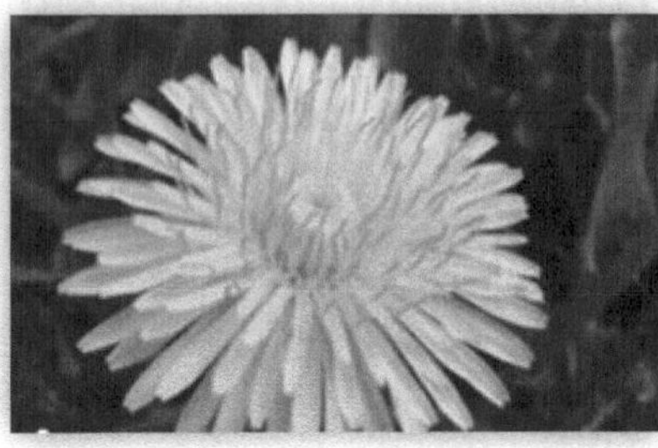

-

- 1 choy qoshiq maydalangan o'tga qaynoq 1 stakan suv solinadi, 1 soatga tindirib qo'yiladi , filtrlanadi . 4/1 stakan qaynatmani ovqatdan 30 daqiqa oldin iste'mol qilinadi . Bargdan tayyorlangan bo'tqani yuz terisiga surtiladi va 30 daqiqadan keyin yuvib tashlandi . Yuzdagi sepkillarni va yuzni oqartirish uchun qo'llaniladi . Erta ba
- horda O'rta Osiyo mamalaktlarida . Tojikiston Afg'oniston , Eron va O'zbekistonda ham yosh barglaridan salatlar, tansiq taomlar uchun ishlatiladi

Ismaloqning inson organizmiga ta'siri.

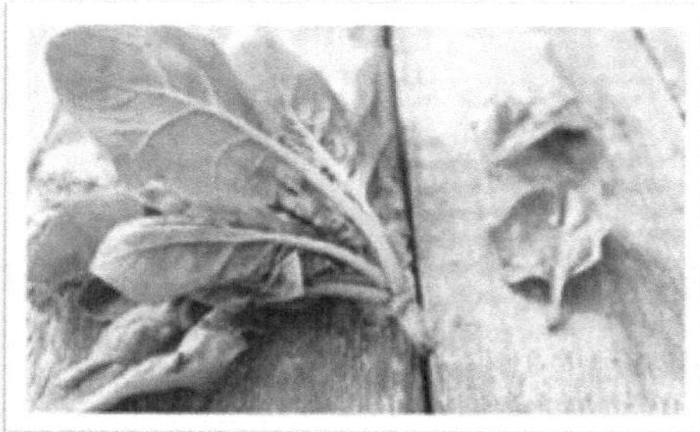

Ismaloq – (Spinacia) sho'radoshlar (sho'ragullilar oilasiga) ga mansub bir yoki ikki yillik o'simliklar turkumi, sabzavot ekini hisoblanadi. Ikki jinsli, sovuqqa chidamli, tez yetiladigan o'simlik. AQSh, Kanada, Yevrosiyoda, jumladan O'zbekistonda poliz turi sabzavot sifatida o'stiriladi.Ismaloq ko'katlar emas, aksincha , sabzavotlar turkumiga kiradi. Ilk marotaba ismaloq eramizdan avvalgi VI asrga tilga olingan bo'lib uni Persiyada iste'mol qilishgan . Undan 1500 yil o'tib, u Xitoyga, so'ng esa Yevropaga kirib kelgan . O'zining foydali xususiyatlari sabab u qirollarning eng sevimli yeguligiga aylangan . Dalaga erta bahorda ekiladi. Urug'i 3-4 kunda ko'karib chiqadi . Unib chiqqanidan keyin 30- 45 kunda barglari iste'molga tayyor bo'ladi . Hosildorligi 150 – 300 s/ga, ismaloqning Cho'chqatikan (S. turkestanica iljin) turi ekinzorlarda va tog' yon bag'irlaridagi o'tloqlarda begona o't tarzda ko'p uchraydi. Bo'yi 60 sm , barglari patsimon qirqilgan , qolganlari bandsiz , ketma – ket joylashgan . Mevasi – tikanli to'pmeva . 90 – 100 kunda urug'i yetiladi . 8 -9 cc sovuqqa chidamli . Tarkibida karotin, vitamin V, V2, S organik kislotalar bo'lib, xalq tabobatida siydik haydovchi dori sifatida hamda kamqonlik, raxit kasalliklariga qo'llanilib kelmoqda. Bargidan gidrolizlab olingan maxsus oqsil modda meditsinada me'da osti bezi faoliyatini kuchaytiruvchi vosita sifatida ishlatiladi , barglari bahorda , vitaminlarga boy bo'lib, undan somsa va boshqa taomlarda ishlatiladi.Ismaloqni qaynatish mumkin emas, uning tarkibidagi moddalar va vitaminlarni halok qilasiz. Agar siz ismaloqni sho'rvaga solmoqchi bo'lsangiz , unda ismaloqni oxirida solganiz yaxshi. Ya'ni superfud yegulik sanaladi: u o'zida ko'pgina vitamin va minerallarni, antioksidantlarni saqlaydi . Unda yog' miqdorining juda ozligi sabab ham , parhez tutuvchi ayollarni quvontiradi . 100 gramm ismaloq 25 kkalni tashkil qilib o'zida 2,8 gramm oqsillarni, 0,8 gramm yog'larni, va 1,6 gramm esa uglevodlarni saqlaydi. Ismaloqdan nafaqat taomlarda (somsalar, yoki pishiriqlar ham pishirishingiz) mumkin va bir qancha kasalliklar uchun foydalidir : ko'rish qobiliyatini yaxshilash, terini taranglashtiradi , immunitetni ko'taradi, asab tizimi va xotirani mustahkamlash, stessdan chiqishda va qon bosimini ham me'yorlashda ishlatiladi .

Ismaloqdan tayyorlanadigan smuzilar : avitaminozga qarshi vosita.

Bahor fasli ko'katlardan smuzilar tayyorlash vaqti . Agarda farzandingiz ismaloq yeyishni xohlamasa, unda ularga ismaloqli pankeyklardan pishirib bering va ularning qanday sevinishlariga , sizga yana tayyorlab berishingizni so'rab qolishiga guvoh bo'lasiz, demak, tayyorlash bosqichlarini hozir sizlarga o'rgataman .

- Bananli smuzi : blenderga 350 millilitr sut , 2 dona muzdek banan, bir bog' ismaloq va limon sharbati kerak bo'ladi .

  Tayyorlash usulli:

  1 osh qoshiq limon sharbati va ta'bga qarab asal , 2 dona bananni va bir bog' ismaloqni blendirdagi sutga solamiz , 4-5 daqiqada tayyor bo'ladi .
- Suli parchalari bilan : blender idishga 1 stakan apelsin sharbati , ¼ stakan suli parchalari, ½ stakan grechka yogurt, 1 ta banan , 1 stakan qorag'at yoki olcha , 3 stakan ismaloq barglaridan solib,

maydalaymiz va tayyor bo'lgan suli parchalari iste'mol qilamiz

- Yashil smuz : blender idishga 1 sona bodring, ¼ stakan pedrushka , limonning yarmini, avocado yarmini, 2 stakan ismaloq va 1 stakan suv solib, aralashtiramiz. Ta'bga qarab muz bo'lakchalari ham solishimiz mumkin va tez tayyor bo'ladigan tashil smuz farzandlaringizga albatta yoqadi .

Jag’ – jag’ o’simligining siz bilmagan foydali taraflari

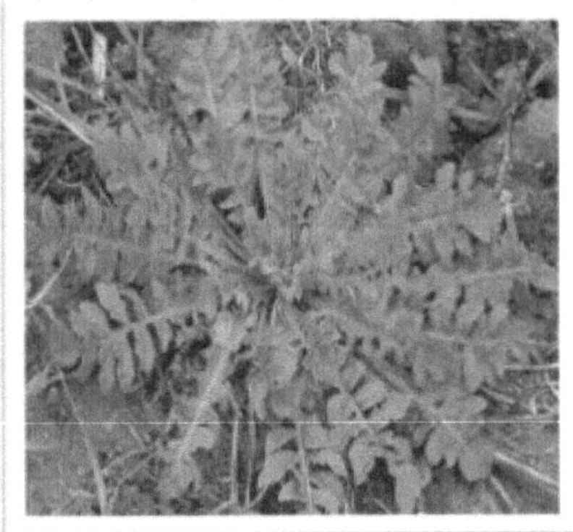

Jag’ - jag’ o’simligi - karamdoshlarga mansub bir yillik begona o’t. 6 turi mavjud. O’zbekistonda 1 turi – C. bursa- pastoris uchraydi. Tukli , ba’zan esa tuksiz , poyasi oddiy yoki shoxlangan, bo’yi 50 sm . To’pbargdagi barglari bandli, oddiy, ko’pchiligi patsimon. Ildizoldi barglari bandli, cho’ziq lantsetsimon bo’lib, turlicha qirqilgan, barg plastikasiga ega. Poyadagi burglari mayda oyida gullaydi. Gullari shingilga to’planadi. Mevasi esa qo’zoqcha shaklda bo’ladi. Iyun oyidan boshlab yetilishni boshlaydi. Jag’ - jag’

o'simlik tarkibida gissopin glikozidi, bursa kislota, 0,12 % askorbin kislota, vitamin K1 , olma, limon, vino, fumar kislotalar, xolin, asetilxolin , tiramin , inozit, flavonoidlar (diosmin va boshqalar) , saponinlar, oshlovchi hamda boshqa birikmalar mavjud. Urug'i o'z tarkibida 29 % gacha yog' va oz miqdorda siningrin glikozidi uchraydi. Jag'- jag' yoki achambiti yovvoyi holda juda keng tarqalgan bo'lib (faqat eng shimoliy va suvsiz tumanlarda sahroda uchraydi, ammo Arktikada uchramaydi) o'tloqlarda, bog'larda , yo'l yoqalarida, aholi yashaydigan joylarda, begona o't sifatida ekinzorlarda va boshqa yerlarda o'sadi. Uch oy davomida qishdan so'ng organizm vitaminlarga, organic kislotalar, mineral moddalar , fermentlar va boshqa moddalarga muhtoj bo'ladi, shuning uchun xalqimiz jag'-jag'ning yosh barglari yalpiz bargi, ismaloq va boshqa yovvoyi holda o'sadigan o'simliklar barglariga qo'shib, ulardan ko'k somsa va chuchvara pishirishadi. Ovqatga jag' – jag'ning yangi ko'kargan barglari ishlatiladi. Bargidan somsaga masalliq, pyure, sous tayyorlanadi. Uni borsh, sabzavolardan tayyorlanadigan salatlar, vinegretlar, turli suyuq ovqatlarga qo'shadilar. Jag'- jag'ning yosh, nozik, yoqimli , o'tkir va sarimsoqpiyoz hidini beradi.Jag' – jag' urug'i xantal (gorchisa) va qalampir o'rnida ziravor sifatida ovqatga ishlatiladi.

Jag' - Jag' o'simligining ta'siri :

- Saratondan himoya – jag'- jag' tarkibida yuqori flavonoidlar mavjudligi tufayli saraton kasalligiga qarshi himoya xususiyatlariga ega. Ushbu birikmalar hujayralarga erkin radikkalar zararini kamaytirish orqali saraton xavfini kamaytirishga samarali vosita hisoblanadi.
- Ovqat hazm qilish jarayonida – jag' – jag' ovqat hazm qilish tizimining sog'lig'ini

yaxshilaydigan tanninlar mavjud.Ya'ni tannin birikmalar – ichaklarni tartibga solishga yordam beradi va ich qotish yoki diareya kabi muammolarni bartaraf etishga yordam beradi .

- Yallig'lanishga qarshi. Jag'-jag'ning yallig'lanishni kamaytiradigan flavonoidlar va tanninlar mavjud. Shuning uchun u og'riq , shish va qizarish kabi yallig'lanish holatlarini davolashga yordamchi vosita.
- Antioksidant ta'sir. Jag'- jag' tarkibida antioksidant yuqoriligi tufayli erkin radikallar keltirib chiqaradigan hujayra shikastlanishini kamaytiradi.

Aylant o'simligi

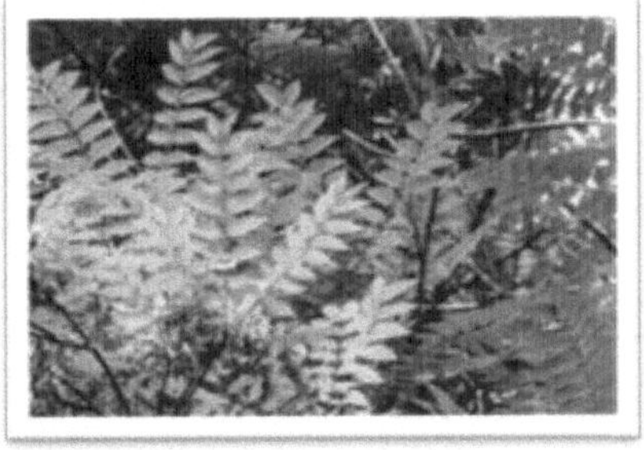

Aylant, sassiq daraxt (Ailanthus) – aylantdoshlar oilasiga mansub daraxtlar turkumi, 10 tacha turi ma'lum. Sharqiy Osiyo va Hindistonda ko'proq tarqalgan. Ukraina, Qrim, Shimoliy Kavkaz, O'rta Osiyo va Belarusda novcha A. yoki Xitoy zaranggi (A. altissima) degan bir turi xushmanzara o'simlik sifatida o'stiriladi. Xitoyda aylant daraxti "osmon daraxti ' deb nomlashgan . Altissima turi O'zbekistonda (umuman O'rta Osiyo) ham o'stiriladi. Barglari - 90 sm va undan uzun gam bo'ladi,har bir bargda 10 – 40 ta mayda yaproqchalar o'sadi, patsimon murakkab, tez o'sadi. Ko'pincha bu o'simlikni 'badbo'y " deb atalishini eshitish mumkin. Kuzda qanotchali urug'lar yig'iladi. Urug'lar bahor faslida tog'ridan to'gri tuproqqa ekiladi, iliq va quyoshli joyda joyda tez o'sadi. Agar bargini maydalasangiz, yoki novdasini sindirsangiz, mushuk peshobining yoqimsiz hidini his qilishingiz mumkin. Mevalari yassi, qanotchali urug' shaklida (samara) bo'ladi va shamol yordamida tarqaladi, dastlab yashil, pishganda sarg'ish- jigarrang yoki qizg'ish tus oladi. Deyarli barcha turlari mebel tayyorlashda, qurilish materiali sifatida, buyumlar yasashda hamda qog'oz tayyorlashda ishlatiladi. Xitoyda altissima barglari bilan aylant ipak qurt boqiladi. Shaharlarda, yo'l chetlarida, tashlandiq joylarda va hatto yomon tuproqli hududlarda ham oson o'sadi. Ba'zan "invaziv o'simlik " deb ham ataladi, chunki u mahalliy o'simliklarni siqib chiqaradi. Barcha o't o'simlik , daraxtlarning foydali va zarali taraflari bo'lgan kabi, aylant daraxtida ham foydali va salbiy tomonlari mavjud.

Foydali tomonlari :

1. Aylant daraxti shaharlarda chang, tutun va zaharli gazlarga bardosh berishi tufayli ko'chat sifatida ekiladi.
2. Daraxt yog'ochi ba'zi joylarda qurilish materiallari va xalq tbobatida ishlatilib kelinmoqda.
3. Xalq tabobatida aylant qobig'i va ildizi bezgak, oshqozon- ichak muammolari va teri kasalliklariga qarshi samarali vosita sifatida ishlatilib kelinmoqda
4. Ekzema va yallig'anishga qarshi xalq tabobatida ishlatiladi.

Salbiy tomonlari:

1. Juda tez ko'payadi va mahalliy ekotizimlarga zarar yetkazilishi mumkin.

2. Ildizlari qattiq va agressiv bo'lgani uchun bino poydevorlariga zarar yetkazilishi mumkin.
3. Ba'zan odamlar uchun barglari va gullari allergiya chiqarishi mumkin.

Romashka (moychechakning) foydali ta'sirlari

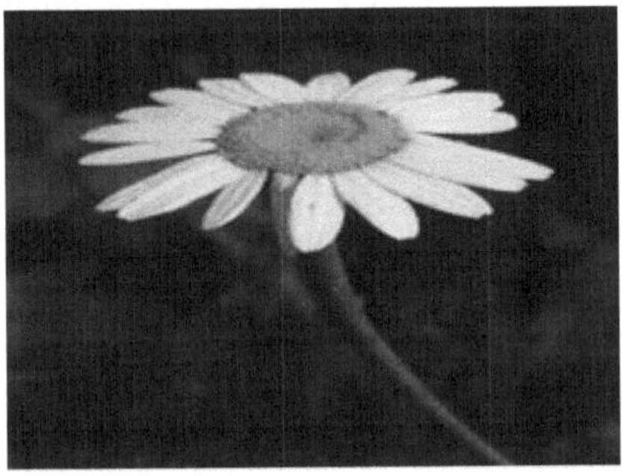

Moychechak (lotincha, Matricaria) – asteracease oiasiga mansub bir yillik o'simliklar turkumiga kiradi. Zamonaviy tasnifga ko'ra u hayotning birinchi yillida gullaydigan 70 ta gul turga kiradi . Eng mashhur turi – Romashka bu o'simlik dorivor va kosmetik maqsadlarda keng qo'llanilib kelmoqda. Moychechak ko'pincha Aster, Gerbera, Doronicum , Nivyanik , Osteospernum, , Tansy, Papavka kabi Asteraceae oilasining boshqa avlodlarining o'simlik turlariga berilgan nomdir. Gulbarglarining oq yoki boshqa rangdagi marginal qamish gullari va gullshning quyuqroq markaziy qismi bilan ajralib turadi. Bu infloresences bir gulag o'xshaydi, shuning uchun ular antodiya deb ataladi. Moychechak guli tarkibidagi kumarin moddasi zararlangan teri hujayralarini tiklaydi, husunbuzar va toshmalarga qarshi samarali kurashi. Kuchli antioksidant hisoblanadigan – karotin esa teri yuzasini tekislayd, uni erkin radikal zararlanishidan himoya qiladi va qarish jarayonini sekinlashiga yordam beradi. Moychechak ayniqsa, universalligi bilan foydali: u barcha turdagi teri muammolarida qo'l keladi. U quruq va ta'sirchan terini namlayd, yumashatadi, teri qichishi va sho'ralashida yordam beradi. Agar terinigiz yog'li no'lib, yallig'lanish holatlari bo'lsa , o'simlik tarkibidagi antibakterial komponentlar yallig'lanishni yengillashtiradi va yog' hosil bo'lish jarayonini normada keltiradi.

O'simlik damlamasi tinchlantiradi va yuz, bo'yin sohasi uchun tonik sifatida ishlating : tozalangan teriga kuniga ikki mahal surting, muolajadan so'ng oziqlantiruvchi krem ishlating. Yana bir variant- damlamani muzlatib, ertlab muz bo'laklari bilan yuzingizni arting, moychechakli muz bo'laklari uxlab turgandan keyin yuz shishishlarini yo'qotishga va yuzingizga tabiiylikni baxsh etadi.

Moychechak va momaqaymoq bilan organizmni tozalash

Buning uchun 5 osh qoshiq momaqaymoq (oduvanchik) gullari solamiz. Unga 1 osh qoshiq tirnoqgul 9 kalendula) 1 osh qoshiq moychechak (romashka) , 1 osh qoshiq yalpiz (myata) gullaridan qo'shamiz. Hammasi aralashtiladi va sirli idishga solamiz. Ustidan shakar solib , aralashtiramiz va og'zi yopiladi . Bir hafta tindiriladi. Keyin aralashma ustiga 1 litr suv soniladi va qiyom holiga kelgunga qadar qaynatiladi. Sovigach, gular suzib olinadi. Gullardan tayyorlangan asal shisha idishga solinadi .

Iste'mol qilish tartibi :Har kuni 3 mahal , ovqatlanishdan 30 daqiqa oldin 1 osh qoshiq qiyom , 2 osh qoshiq issiq suvga solib ichiladi.

Bu eliksir jigarni, taloqni, qonni, qon tomirlarini, me'dani . limfa bezlarini tozlab , immunitetni ko'tarib beruvchi foydali va tez tayyorlandigan samarali vosita hisoblanadi.

Iste'mol qilish mumkin bo'lmagan holatlar:

Tibbiyot preparatlarida bo'lgan kabi dorivor o'simliklarda ham iste'mol qilish mumkin bo'lmagan holatlarni ham bilishmiz lozimdir. Har qanday dorivor o'simlikda bo'lgani kabi moychechak (romashka) da ham ba'zi insonlarda allergiya chaqirish xususiyatiga ega. Agar oshqozon buzilishi, yuz va tanaga tishma toshishi kabi holatlar kuzatilayotgan bo'lsa , demak, sizda moychechak damlamasini ichishni to'xtatish hamda shifokor bilan maslahatlashish lozimdir. Moychechak choyini tinchlantiruvchi va siydik haydovchi preparatlar birga qabul qilish tavsiya etilmaydi. Sababi moychechak damlamasi ham xuddi shu dorivor vositalari singari tinchlantiruvchi hamda buyrak faollashtiruvchi xususiyatiga egadir. Agar siz antidepressantlar qabul qilayotgan bo'lsangiz, moychechakdan tayyorlangan choy ichishingiz mumkiin emas, sababi, moychechak choy uning miqdorini (dozasi) oshirib yuborish mumkin.

Moychechak choyni uzoq vaqt ichish ham bosh og'rig'i va holsizlikni paydo qilish mumkin. Shuning uchun ham o'z tanangizga quloq soling va tanaffuslarga amal qilgan holda iste'mol qiling. Kimning qon bosimi past bo'lsa, moychechak choy ichish mumkin, ammo ko'p miqqdorda emas albatta. Chunki u qon bosimini tushirish xususiyatiga ham ega. Shunday ekan. Har qanday tibbiyotda muolajadan oldin, albatta, shifokor ko'rigidan o'tish, hamda maslahatlashish lozim.

Qora zirk

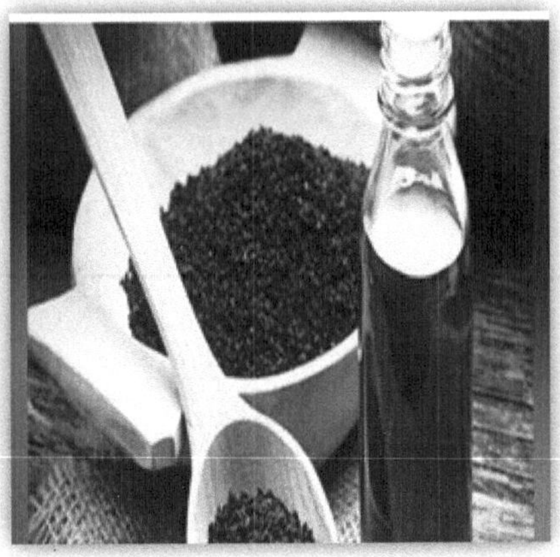

Qora zirk (Barbaris prodolgovatiy – Berberis oblonga Sehneid, qoraqand) – zirkdoshlar oilasiga mansub bo'lib, bo'yi 4 metrgacha yetadigan sershox buta. 194 turi mavjud, Tarkibi : Qora zirk mevalari tarkibida vitamin C 250 mg, organic kislotalar (olma kislotasi, limon kislotasi, tatrat) xolinsifat moddalar, qand mineral tuzlar va boshqa moddalar mavjud. O'simlikning pishmagan mevalari, barglari, ildizi, hamda po'stloqlarida berberin, olsiksantin, berbamin, leontin alkaloidlar mavjud. Hosilga kirgan paytidagi barglari tarkibida vitamin E (tokoferol) , efir morol) , efir moylari bo'ladi. O'zbekistonda tabiiy holda o'sadigan zirklarning 12 turi qayd qilingan. Ular dengiz sathidan 1800 m balandlikda o'sadi.O'simlikining eski shoxlari kulrang, yosh novdalari esa qo'ng'ir bo'ladi. Tikanlari uchun bo'lakli. Barglari tuxumsimon , cho'zinchoq, o'tmas , chetlari biroz tishli yoki tekis, ularning uzunligi 2-6 sm bo'ladi. Gullarisariq rangda bo'lib, gul shinili shoxlangan, rovaksimon. O'simlik may oyida gullab, iyun-iyul oylarida pishadi. Yovvoyi holdagi zirklar Yevropa, O'rta Osiyo hamda Uzoq Sharq hududlarida keng tarqalgan, qora zirk tabiiy holda Toshkent, Samarqand, Andijon, Surxondaryo , Qashqadaryo viloyatlarining tog'li hududlarida , soy bo'ylarida to'p – to'p bo'lib o'sadi.O'zbekistonning tog' yon bag'irlarida qizil zirk bilan qora zirk tarqalgan . Zirkning poyasi och sariq rangda bo'lib, juda qattiq, mustahkam.

Hind duradgorlari undan nafis buyumlar va mebellar yasashda foydalanadilar. Zirk gullarida asal shirasi bor, ular o'zidan ko'plab nektar ajratadi, ayniqsa, iliq va nam havoda olingan asali xushbo'y bo'ladi. Zirk manzarali o'simlik sifatida ham qadrlanadi. Zirik mvalari ziravor sifatida keng ko'lamda qo'llaniladi, Uning mevalaridan murabbo tayyorlanadi. O'simlik bo'yoqchilik sanoatida ham katta ahamiyatga ega. Uning ildiz va tanasidan junlarni bo'yash uchun sariq bo'yoq olinadi. Mevasidagi qizil rang esa jun matolarini bo'yash uchun yaxshi vosita hisoblanadi.

Qora zirk mevalari xalq tabobatida asab faoliyati sustlashganda, oshqozon- ichak , sariq kasalliklarini, hafaqonlikni davolashda ishlatiladi. Bundan tashqai undan haroratni pasaytiruvchi, ishtaha uyg'otuvchi , o't haydovchi, yallig'lanishga qarshi vosita sifatida ham foydalaniladi. Xalq tabobatia zirk ildizidan tayyorlangan qaynatma (po'sti ajratiladigan) bezgak va bodning davosi hisoblanadi. Bu qaynatma xalq tilida qiyomi zirk deb ataladi, uning suyuqlashtirilgani bilan og'iz bo'shlig'i kasalliklarida chayqash tavsiya etiladi. O'simlik barglarining suvli damlamasi bezgak asorati bo'lgan taloq shishida hamda jigar kasalliklarida ishlatilsa, ildiz po'stloqlarining damlamasi o'tdagi tosh, sariq, buyrak og'rig'i , bod kabi kasalliklarini davolashda ishlatiladi.

Ilmiy tibbiyotda, zirkdan tayyorlangan dori – dormonlar o't pufagi shamollashi bilan bog'liq bo'lgan kasalliklarda, undagi tosh bo'lganda hosil bo'luvchi og'riqlarga yengillik beruvchi omil sifatida foydalaniladi. Zirk barglari asosida tayyorlangan spirtli aralashma qon to'xtashi, yallig'lanishga qarshi davo bo'lishi birga qon tomirlarini toraytiradi, tomir urishini tezlashtiradi, o't ajralishini kuchaytiradi, bachadon mushaklarini qisqartiradi.

Sibir zirki ildizining sharbati suv bilan arlashtirilib suyuqlik tayyorlanganda, qon bosimini pasaytiradigan dori olinadi, Shuni aytish kerakki, tibbiyotda xavfini o'smalarni davolashda ishlatiladigan Zdrenko yig'ma dorisiga zirk o'simligining ildizi asosi bo'lib xizmat qiladi.

Maymunjon o'simligining shifobaxshligi

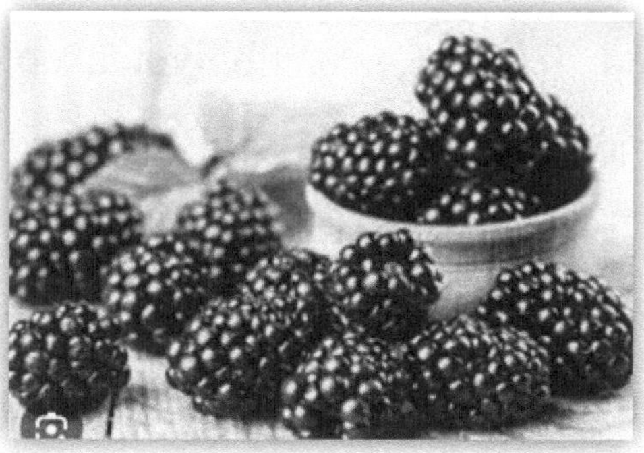

Maymunjon – ra'noguldoshlar oilasiga mansub ko'p yillik buta, rezavor meva. Shimoliy Amerika, Yevrosiyoda 400 dan ortiq turi uchraydi. Shulardan 90 turi, asosan, ko'k maymunjon va mayda mevali turlari Kavkz, Ukrainaning janubi va O'rta Osiyo uchraydi. Amerika , Markaziy va G'arbiy Yevropada ko'p ekiladi. O'zbekistonning tog' oldi mintaqalarida o'sadi va dala, tomorqa bog'larda o'stiriladi. Yer ustki qismida ikki yillik novdalardan iborat, barglari patsimon. Bir yillik novdasi hosil tugadi. Gullari ikki jinsli, oq ,ba'zan pushti bo'lib , shingilsimon to'pgulda joylashgan . Mevasi tutga o'xshash guj, sersuv, shirin – nordon, rangi qoramtir qizil. Urug'i mayda. Mevasi tarkibida 4-6 % qand, 0.8 – 1,4 % tibbiyotda qo'llaniladi. Maymunjonning mevalari yirik va shirin bo'lgan bo'lgan ayrim yovvoyi turlari turlari madaniylashtirilib, seleksiya navlari chiqarilgan (300 dan ortiq navlari bor). Maymunjon ko'chatlari erta bahorda yoki kuzda 2,075 m sxemada ekiladi. Maymunjon 12-15 yil yashaydi.

Na'matak o'simligining foyda va zararlari, qo'llash usullari, qarshi ko'rsatmalar.

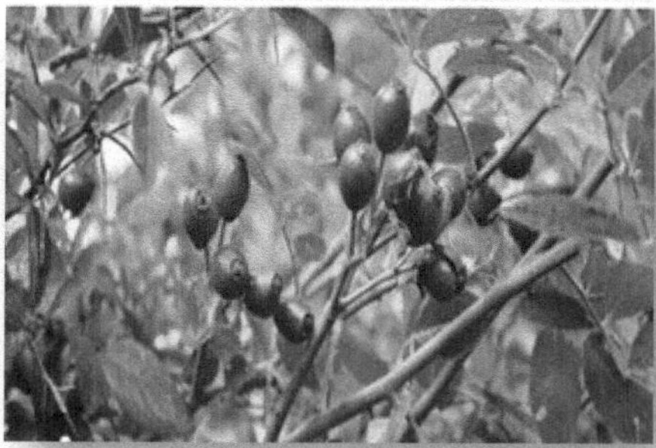

Na'matak (Rosa) -ra'nodoshlar oilasiga mansub butalar turkumi. Bo'yi 3 m gacha, bargi tok, patsimon murakkab, poyada ketma- ket joylashadi. Guli xushbo'y , rangi har xil , yakka yoki 2 -3 tadan o'rnashgan . Mevasi shirali, shakli va rangi har xil , gul o'rnidagi soxta meva ichida tukli, bir urug'li yong'oqchalar joylashgan. Na'matak turlari bir – biridan mevasining shakli, katta- kichikligi, rangi hamda novdadagi tikanlarning oz ko'pligi va joylanishiga qarab farqlanadi.

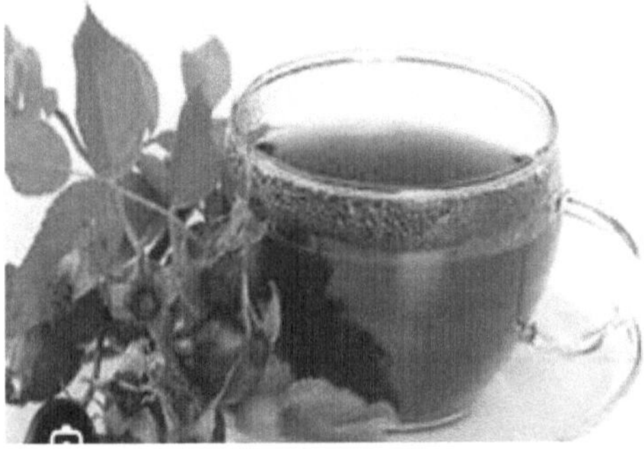

Na'matak o'rmonlarda ariq yoqalarida, butalar orasigda, tog' yonbag'irlarida o'sadi. Guli chiroli turlari bog'larda, xiyobonlarda va ko'chalarda o'stiriladi. Na'matak tarkibida vitamin S, V2, K1, R. 12-18 % karotin, 18 % atrofida qandlar, 4-5 % oshlovchi moddalar, 2 % atrofida limon va olma kislotalari, 3,7 % pektin va boshqa moddalar bo'ladi. Na'matak o'simligining mevasi tarkibida bir necha xil vitaminlar arlashmasi bor, shu sababli preparatlari avitominoz kasalliklarini davolashda va oldini olishda ishlatiladi. Bundan tashqari na'matak mevasi qandolatchilik sanoatida mahsulotlarni vitaminlashtirish uchun qo'llaniladi. Na'matak turlarining mevasidan karotin preparati va na'matak moyi tayyorlanadi. Karotin mevaning yumshoq -etli qismining moyli ekstrakti (tarkibida asosan karotinoidlar hamda tokoferollar, to'yinmagan yog' kislotalar va boshqa moddalar saqlanadi) bo'lib, tropik yaralar, ekzema , eritodermitning ba'zi turlari va yaralangan shilliq pardalarni davolash uchun surtiladi yoki dokaga shimdirilib, shikastlangan joyga qo'yiladi.

Arnika o'simligi haqida umumiy ma'lumotlar

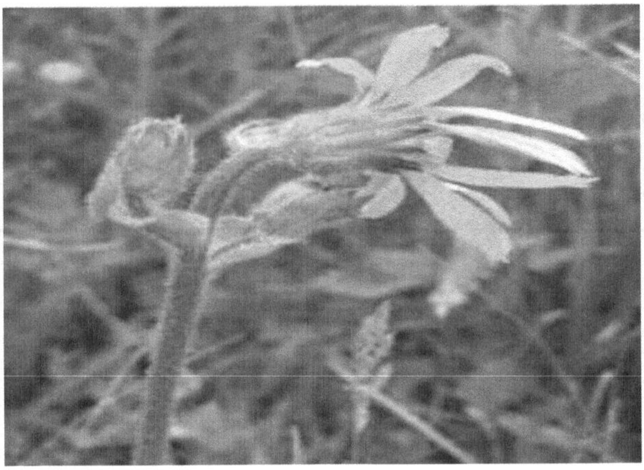

Arnika – qoqidoshlar oilasiga mansub o'simlik turkumi, 64032 turi ma'lum. Ko'p yillik dorivor o'simlik hisoblanadi. .O'zbekistonda bu o'simlik uchramaydi, shuning uchun ham dorivor vosita sifatida import qilinadi. Shimoliy Amerikada o'suvchi gulli o'simlik turi, yopishqoq arnika umumiy nom bilan mashhurdir. Vatani Kanadaning g'arbiy qismi , AQSHning g'arbiy qismi (Alyaska, Vashington, Oregon, Kaliforniya , Nevada Yuta , Aydaho, Montana, Vayoming, Kolorado.) Gullari sarg'iz – zarhal savatchada to'plangan. Tog' Arnika gulining tarkibida S vitamin, karotin oshlovchi modda etil spirti (66-76 %) va boshqa moddalar mavjud . 50 sm gacha o'sadi. Gul boshlari sarg'ish. Poyasi tog'ri va yengil tuksimon, barglari yirik, cho'zinchoq va tuksimon . Gullash davri – maydan avgust oyigacha bo'ladi.

Arnika damlamasi akusherlik va ginekologik amaliyotda gemostatik vosita, shuningdek xoleretik vosita sifatida ishlatiladi. Ko'karishlar kesishlar, chizish va kichik jarohatlar uchun qo'llaniladi. Uzoq vaqt davomida siz arnica damlamasidan foydalansangiz, topikal qo'llash yoki singan joylarda foydalanish tcrrining tirnash xususiyatini keltirib chiqarishi mumkin, agar teri yoki og'iz tomoq yoki oshqozonda tirnash xususiyati paydo bo'lsa, foydalanishni to'xtatishingiz lozim. Homilador ayollar foydalanishi mumkin emas.

Xalq tabobatida va zamonaviy tibbiyotda ham qo'llaniladi:

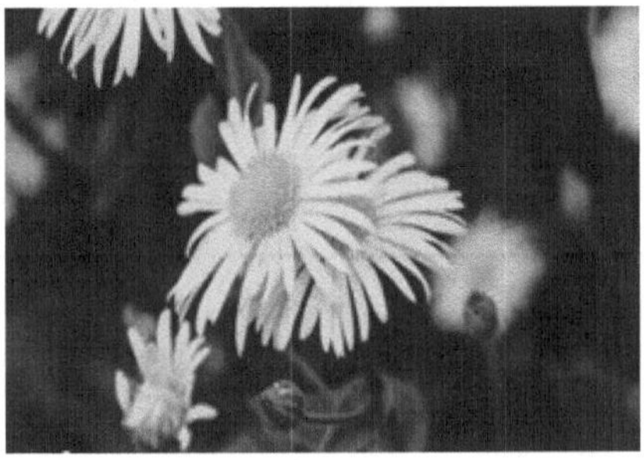

1. Yallig'lanishga qarshi.
2. Og'riqni kamaytiradi ayniqsa, mushak va bo'g'im og'riqlarini.
3. Yaralarni tez bitkazadi.
4. Revmatizm va artroz kabi kasalliklarida ham qo'llaniladi.

MUNDARIJA

9 789369 084197

Printed at Repro India Ltd.